Fibromialgia por Familias y Amigos

Lo Que Necesitas Saber Para Apoyar a Su Querido Con Fibromialgia

by

Janet L Black, FNP, MSN, MPH

Traducción en Español - Misha Eli

Janet L Black, LLC

Candler, North Carolina

Otros libros de Janet L. Black:

Treating Fibromyalgia

The Road to Healing: A Guide to Recovering from Sexual Abuse

Living in our Toxic World

Lose Weight without Hunger

Life at Ground Level

Prefacio

Me gustaría agradecer a todos mis amigos con fibromialgia, quienes en compartir sus historias de encuentros con otras personas que solamente "no lo entendieron" me hizo consciente de la necesidad de un explicación simple y conciso que podríamos dar a nuestras familias, o amigos y nuestros doctores para ayudarles a entendernos. En escribiendo este libro se me ocurrió que hasta mi familia, que no han tomado ningunos de los posiciones que eran descaradamente sin apoyos, que he escuchado de otros, probablemente no entienden completamente lo que es tener esa condición.

Este libro se dedica a mi grupo de apoyo para la fibromialgia quien se han convertido como familia y me han enseñado más que mi entrenamiento médico hizo acerca de este condición y como vivir con el.

Me gustaría agradecer a mi esposo por su apoyo inquebrantable durante todos nuestros años juntos. Sospecho que tuve fibromialgia antes de conocerlo, pero no era consciente de él como no desarrollé síntomas significativos hasta más tarde. Muchos de mis amigos no han sido tan afortunados y algunos han sido abandonado por personas no querían continuar una relación con alguien que tenía un enfermedad crónica.

Espero que este librito ilumine a mis lectores y lo ayude a tener relaciones más satisfactorias con la gente a su alrededor con fibromialgia. Tal vez pararemos de escuchar esas palabras temidas, "pero no pareces enfermo."

Tabla de Contendido

Fibromialgia es un Enfermedad Invisible

Cuando ves a alguien que está en una silla de ruedas o usando un bastón, puedes ver que tienen algo mal y tu no lo cuestiones cuando entren en un espacio de parqueo de discapacitados. Hay muchas otras personas discapacitados con invalidez que no se puede ver pero es igual de real. Las personas con fibromialgia no parecen enfermas. Cuando nos veas probablemente estemos bien arreglados, tal vez parezca feliz y todo como lo demás. Por supuesto, puede ser que solo nos veas en días buenas. A no ser que vives con nosotros, no nos ves cuando es un esfuerzo, incluyendo levantando de la cama y ni siquiera nos vestimos, y menos querer ir a cualquier parte. Incluso si vives con nosotros, puede ser difícil de entender porque a veces parecemos normales y otros días no queremos hacer nada. Existen momentos en que podemos estar irritados y quejarse sobre nuestro dolor, pero la mayoría del tiempo tratamos de esconderlo y portar lo más normal que podemos. Esto no significa que sentimos normal. Podemos sonreir y reir incluso cuando estamos con dolor. Estamos acostumbrados a sufrir; esto es nuestro normal. Es difícil explicar fibromialgia a alguien que no lo tiene, pero tantos de mis Fibro-amigos me lo han dicho sobre familia y amigos que solo "no entendieron," que decidí que debería escribir un libro para ayudar a explicarlo a "gente normal." He sido bendecido de tener familia y amigos que son de apoyo, pero estoy seguro que realmente no entienden lo que es vivir con esto cada dia por años y lo que hace a su vida. Este libro describe cómo es, aunque podría ser un poco diferente por cada persona.

Probablemente debería darle un poco de informacion sobre mi fondo. Tengo fibromialgia. A menudo empieza después que algún tipo de trauma, y distensión cervical es común. Creo que empezó después que un accidente de auto donde me golpearon por detrás y tuve latigazo, también conocido como distensión cervical. Creo que perdí la conciencia brevemente y sentí confundida después. Yo sabía que debía hacer algo después que el accidente, pero no me recuerdo que era. Anote el información de la licencia de conducir del tipo manejando y me fui pa mi casa. Cuando llegue a casa, mi esposo notó que el parachoque del carro estaba doblado, y me llevó a la estación de policía para reportar el accidente, y después me llevó a recibir atención médica. Como la persona quien me golpeo no tenía una licencia válida ni aseguranza, no es extraño que no me dijo que deberíamos llamar a la policía. No solo me dolio el cuello sino también desarrolle un dolor de cabeza que duró alrededor que tres meses, y cuando fui a fisioterapia la terapista descubrio que estuve balanceando con mis ojos. Cuando cerré mis ojos perdí el equilibrio. Ella trabajó conmigo en el equilibrio. Últimamente los dolores de la cabeza pararon y me puso mejor.

Unos años después, volví a escuela para ser Practicante Familiar de Enfermería. Cuando estudié fibromialgia aprendí sobre los puntos sensibles que se utiliza para hacer diagnosis. Con eso di cuenta que tuve sensibilidad en todos de los diez y ocho puntos. No estuve consciente de ningunas otras síntomas en esa tiempo. Uno de los doctores con los que trabajé me dijo que pensaba que fibromialgia no era de verdad, y que era solo un condición que usaron la gente para recibir beneficios de discapacidad. Estaba dispuesto a estar de acuerdo ya que él era el experto, y tenía los puntos de licitación, pero no tenía fibromialgia (que yo sabía).

Avance unos años y estuve en la oficina del doctor, quejándose de fatiga. Simplemente no tenía ninguna energía. Probé un antidepresivo pero no hizo nada de ayuda. Luego volví, quejándose de dolor en mi cuello y hombros todo el tiempo. Naproxen era prescrito, y aunque usualmente trabaja muy bien en mí, para las distensiones musculares, no tuvo efecto. Comencé a tener dolor en otras áreas también, y luego comenzó a tener dificultades durmiendo. Caí tres veces en tres meses y el tercero tiempo, me torció el tobillo bastante mal. Empecé a ver estas cosas juntadas, particularmente el dolor y el sueño, y pregunte si esto podría ser fibromialgia. Yo había estado trabajando y tratando pacientes con él antes que esa tiempo y como resultado, comencé a verlo como un condición de verdad. Después de auto-diagnosticar como fibromialgia, vi mi doctor de atención primaria. Ella me dio un remisión a un Reumatólogo ya que no se sentía cómoda haciendo el diagnosis. Uno de mis compañeros de trabajo me dijo que no lo tenía y eso no fue real. El Reumatólogo me dijo que eso era fibromialgia.

Estaba leyendo mucho y aprendiendo todo lo que podía. Me uní con un grupo de apoyo en línea de pacientes con fibromialgia y me hablaron de los síntomas que no conocí como parte de la enfermedad pero que tuve yo. Contribuyeron más a mi educación sobre fibromialgia que la literatura profesional porque estaban en las trincheras, teniendo que lidiar con esta condición todos los días de sus vidas. Son un gran grupo y todos nosotros convertimos en amigos muy cercanos que se apoyan mutuamente. A través de todas las diferentes cosas que nosotros y nuestras familias han pasado, realmente se ayuda teniendo otras personas que nos entienden por lo que estamos pasando.

Todavía no saben qué causa fibromialgia aunque se ha relacionado con lesiones, infecciones, y trastornos de estrés postraumáticos. Lo que sabe es que es un trastorno del sistema nervioso donde la persona siente dolor más intenso. Afecta a mujeres más que hombres. No es psicológico; es físico. La gente a veces dicen que es solo en nuestras cabezas. Bueno, nuestros cerebros, una parte del sistema nervioso central, están en nuestras cabezas. En esa respeto son correctos, pero no es un condición mental ni nuestra imaginación. Son personas con fibromialgia. ¿La gente con fibromialgia son deprimidas? ¿No lo estarías si tuvieras que vivir con dolor crónico, falta de energía, dificultad para dormir, etc.? Nosotros hemos tenido que sufrir tantas pérdidas de cosas que no pudimos que sería un milagro si no nos sintiéramos

deprimido a veces. Eso no quiere decir que resulte de depresión o es un problema psicológico. Mientras el estrés puede empeorarlo, bajando estrés no lo curará, y actualmente no hay cura conocida. Cualquiera que reclame que ya lo tiene curado probablemente no lo tenía al principio. Se llama un síndrome en vez de una enfermedad por la razón que la causa y cómo se produce los efectos en el cuerpo no entienden todavía.

Mientras el dolor es un gran problema para nosotros, no es solo dolor. La gente con fibromialgia son más sensibles a los ruidos, luces brillantes, olores, y presión. Si me pones en un lugar con luces intermitentes y ruido como una arcada o cierta restaurantes que atienden a niños y quiero irme inmediatamente. Si quiero mover muebles, probablemente quiero usar almohadillas calientes en mis manos para ayudar a aliviar el dolor que la presión de levantar algo pesado causa. Utilizó una cosa de goma para abrir frascos porque si hecho mucha fuerza, duelen mis manos. No es una falta de fuerza, pero una pregunta de presión sobre mis manos. Y olvídate de arrodillarte porque eso duele demasiado. Hasta sentarse puede doler. Hay muchos ajustes pequeños que hacemos y cosas que evitamos mientras aprendemos a vivir con esta condición.

También afecta a nuestro cerebro para que tengamos lapsos en la memoria y problemas de coordinación y equilibrio. Voy a hablar más sobre los problemas de memoria en el capítulo sobre "fibro niebla." No me gustan las escaleras, y siempre usaré una barandilla, y tengo un bastón para usar si estoy en un terreno irregular para ayudar evitar caídas. Mi balance empeoró con el inicio de otros síntomas de fibromialgia. Cuando me doy cuenta que estoy cayendo, es demasiado tarde para detenerme. Utilizo mucho caution porque sé lo que es arriesgado para mí y quiero evitar herida.

Fibromialgia se diagnostica por la presencia de

dolor generalizado (en la parte superior y inferior del cuerpo y en ambos lados) que ha durado más de tres meses, fatiga, una ausencia de otras causas de los síntomas (usualmente por medios de análisis de sangre que vuelven normales), y por la Presencia de puntos sensibles. Para el diagnóstico, al menos 11 de los 18 puntos sensibles deben ser dolorosos cuando se pone presión. Algunas personas van a muchos doctores diferentes durante años antes de que sean diagnosticados. Solo me tome un año y medio porque era profesional de la salud y lo descubrí yo misma.

Una de las cosas que confunde a nuestros amigos es que a veces parecemos bien y otras veces "sube" y salimos cancelando planes. Hago planes en el base de que espero estar bien. Usualmente si estoy bien. Si cancelamos planes, no es tú culpa y no es nada que podamos predecir. Haciendo demasiado y mucho estrés puede enviarnos a una "subida", pues tratamos de no planear demasiado y tratamos de mantener nuestros niveles de estrés bajos. Pero no es una garantía. Puede ser que descanso para estar en buena forma para hacer algo y en todo caso salgo sin ganas de hacerlo. A veces, las cosas que no hago son cosas que realmente quiero mucho que hacer y puedo ser más triste que tu si tengo que cancelar. Empujo a mí mismo para hacer todo lo que puedo, pero a veces sé que empujando bastante tendrá consecuencias y necesito descansar y relajarse un rato. Cuando tienes fibromialgia tienes que aprender a escuchar a tu cuerpo.

Los expertos dicen que fibromialgia no es una enfermedad progresiva, pero he visto a mis amigos empeorar con el tiempo. Después de ver que mi propia salud empeoraba gradualmente, me volví a la medicina alternativa y he visto algunos cambios. También usó dieta y ejercicio para mantenerme lo más saludable posible. Cuando me diagnosticaron por primera vez, la reumatóloga me dijo que me uniera a un gimnasio o estaría en una silla de ruedas dentro de un año. Estoy agradecida de que ella fuera incorrecto porque nunca me uní a un gimnasio y sigo caminando a mi misma pero si hago ejercicio. La investigación dice que ejercicio beneficia a los que tienen fibromialgia, pero uno

hay que tener cuidado porque definitivamente mucho puede llevar a una subida. Es un juego delicado tratando de ser lo más activo que podemos sin exagerar. Usted podría pensar que no estamos haciendo mucho pero sabemos que tenemos que tener cuidado.

Fibromialgia no nos matará, pero sin duda afecta la calidad de nuestras vidas. Apreciamos a la familia y amigos quienes están dispuestos a escucharnos, tratan de entender, y se quedan con nosotros con apoyo. ¡Gracias por leer este libro!

Dolor Crónico

El dolor de fibromialgia es lo que llamamos dolor neuropático. Esto significa que es dolor de nervio similar al dolor de la neuropatía periférica diabética o culebrilla. Porque es el dolor de los nervios, los mismos tipos de medicamentos se utilizan para tratarlo. Es diferente al tipo de dolor que tienes con una lesión o por artritis (que es dolor inflamatorio), y así diferentes tipos de medicamentos que funcionan en el sistema nervioso central son más eficaces que

medicamentos para el dolor inflamatorio. Así que el acetaminofeno funciona mejor que el naproxeno o el ibuprofeno (aunque el acetaminofeno casi nunca va a ser suficientemente fuerte como para tener un efecto significante).

Cuando la gente me pide que describa cómo es el dolor, pregunto si alguna vez se han inscrito en un gimnasio después de no hacer ejercicio y luego locamente usando todo las máquinas de subir peso con el mayor peso que pueden, además de hacer Aeróbicos por una hora. Entonces les pido que recuerden cómo se sintieron los días después cuando cada músculo dolía en el cuerpo, incluso la parte inferior de sus pies, tanto que no se quiere mover. Imagínate sentir así cada día, todo el dia. Con un dolor de usar el cuerpo excesivamente, aguantando cosas ayuda con el dolor. Con el dolor de fibromialgia, no lo hace. Por supuesto, algunos días son mejores y algunos son peores (con el dolor similar que recuperando de cirugía) pero eso le da a la gente un poco de una idea de lo que es vivir con un dolor crónica que realmente nunca se va. Puede doler más en lugares diferentes en días diferentes. ¿Alguna vez has tenido culebrilla? Todos hablan de como de doloroso es, pero he tenido y ni siquiera tome medicamentos para el dolor. Me siento así todo el tiempo y acabo de aprender a vivir con esta condición. Tengo algunos medicamentos para el dolor en mano en caso de que hay subidas, pero trato de no tomarlos. Yo tomo suplementos que ayudan al aumentar la serotonina y para reducir la reactividad nerviosa.

Además del dolor profundo, el dolor también puede ser agudo, con ardor, o cosquilleo, y puede ser tan grave como para ser incapacitante. Puede haber sensibilidad con tocar y con presión. La sensibilidad a la presión puede sentir como todo el cuerpo está magullado. Cada persona es diferente y el dolor es una experiencia subjetiva. Así que lo que senti puede ser diferente que otra persona. Sospecho que tuve tolerancia alta al dolor para empezar, pues mi capacidad de tolerar el dolor de fibromialgia es mejor que otras personas.

Muchas personas toman medicamentos narcóticos para aguantar el dolor y tener capacidad de hacer cosas que no pudieron antes. Algunos doctores no creen que las personas con una condición crónica como fibromialgia deben tomar medicamentos narcóticos porque es posible construir tolerancia a ellos a lo largo de tiempo. Eso significa que como su cuerpo se acostumbra a ellos, y se vuelven menos efectivos porque se necesita más medicación para alcanzar el mismo nivel de alivio del dolor. La tolerancia no es lo mismo que la adicción, donde una persona anhela la droga para alturarse. La tolerancia es una respuesta normal del cuerpo, pero hace que sea difícil tratar el dolor crónico porque el paciente puede eventualmente querer más de la medicación para obtener la misma cantidad de

alivio. Cuando alguien se está muriendo de cáncer, los médicos solo aumenta la dosis y no se preocupen por eso, pero si alguien va a necesitar alivio para otros 30, 40, o 50 años, la tolerancia puede ser un problema. Es por eso que no tomo narcóticos a no ser que en raras ocasiones de subidas. Por eso recomiendo a otros que no empiecen en una base regular si es posible. Pero cuando el dolor se agrava y la persona ya está tomando todo lo que no es narcótico y disponible para prevenirlo, allí no hay otra opción mejor.

Pues, escucho constantemente historias sobre médicos quien detienen los narcóticos, no los rellenen a tiempo, y básicamente permiten que los pacientes sufran. Ya cuando una persona está en medicamento narcótico, deteniéndose abruptamente causa que la persona tendrá dolor peor de lo que tendría si nunca había tomado ningun medicamento porque tienen el dolor de retirada encima del dolor que sienten en todo caso. Con demasiada frecuencia, los pacientes con dolor crónico consiguen la estampilla de "buscador de drogas", que es una manera suave de decir "adicto". Por supuesto, estamos buscando drogas. Queremos que el dolor para y al mínimo que se reducirá a una

nivel manejable. Eso no significa que seamos adictos. Las salas de emergencia son especialmente conocidas por su mala forma de tratamiento con fibromialgia, y la mayoría de nosotros tratamos de evitarlas cuando sea posible. Las revistas médicas en realidad contribuyen a algo de esto cuando dicen que fibromialgia no deben tratar con narcóticos y que no son efectivos para nuestro dolor. Son eficaces y a veces el dolor es tan intenso que nada más funciona. El mismo doctor que felizmente recetar narcóticos para otras condiciones ríe sobre el tratamiento de dolor causado por fibromialgia.

Hace años fui a mi médico primaria y pedí una receta para tramadol. Esto es un medicamento que no está clasificado como narcótico aunque funciona como un narcótico suave. No quería tomarlo diario. Lo quería en mano por si acaso lo necesitaba. Tuve que rogar y suplicar con mi médico que me diera unas 25 tabletas, las cuales me duraron unos años. Necesito tener algo en mano para esos momentos de subidas tan altas que lo necesito. Es una manta de seguridad. Cuando hay subidas necesito algo en ese momento y no quiero tener que ir a una oficina de atención urgente o sala de emergencia donde son muy sospechosos de personas que quieren narcóticos para el dolor crónico. Es mucho mejor obtener algo con un médico regular oficina donde usted espera haber construido una relación de confianza. La mayoría de las personas con fibromialgia están dispuestas a intentar cualquier cosa que pueda funcionar y quieren usar dosificación de narcóticos lo más mínimo posible, donde se pueden sobrevivir y seguir funcionando. Todos los medicamentos no funcionan en todas las personas. Algunos no alivian el dolor y algunos tienen efectos secundarios que son tan

horribles que no podemos tolerarlos. Hemos aprendido cómo los medicamentos diferentes nos afectan, y realmente necesitamos nuestros proveedores de atención médica que trabajen con nosotros para ayudarnos a obtener alivio suficiente del dolor.

Médicos (y otros proveedores de atención médica que prescriben drogas como enfermeras practicantes y asistentes medicales) pueden estar preocupados prescribiendo narcóticos a un paciente con dolor crónico por la DEA (Agencia de Control de Drogas), la agencia federal que controla el uso de sustancias controladas o estado Agencias del Estado que funcionan de manera similar. Tratamiento con narcóticos tiene que ser documentado adecuadamente para que el paciente debe ser visto mensualmente mientras que siguen informando sobre el nivel de dolor antes y después de tomar la medicación, y cuales cosas son capaces de hacer después del alivio del dolor. Todos los proveedores de atención primaria no están preparados para hacer esto, pues el paciente puede tener que ir a un especialista en dolor. Con suerte, la persona que conoces que sufre de fibromialgia tiene un buen proveedor confiable, que escucha, documenta con cuidado, trabaja con el paciente y prescribe lo que es necesario. A veces, se necesita un poco de esfuerzo para encontrar un buen proveedor que entiende nuestra condición. Si parecemos nosotros "doctor shopping", estamos tratando de encontrar a alguien que escucha, nos cree, y trabaja con nosotros para desarrollar un plan de tratamiento efectivo.

A pesar de toda la información en la literatura profesional, demostrando que la fibromialgia es real, todavía hay algunos proveedores que no creen esto. He escuchado un montón de historias de terror de amigos sobre el mal trato de doctores.

Lo peor de los casos fue cuando uno de mis amigas fue a ver un médico con respecto a un problema gastrointestinal. Él desafió su diagnóstico de fi o tenía experiencia en salud mental. De hecho, había sido vista por mentales profesionales de la salud que determinaron que ella no tenía enfermedad mental. A pesar de esto, lo hospitalizaron involuntariamente por ser suicida en un institución mental, donde se le dio medicación que era alérgica y fue traumatizada. Su esposo no lo dijeron dónde ella estaba y la retuvieron más tiempo que permitido legalmente, y sin ningún tipo de representación legal. Este es un caso extremo pero he escuchado de muchas personas con fibromialgia en donde hablan de casos cuando fueron tratados con falta de respeto por su diagnóstico y necesidad de aliviar el dolor. Algunos médicos no reciben pacientes que tienen fibromialgia. He intentado referir a pacientes a un Reumatólogo, solo para que me digan que puedo recomendar a alguien con cualquier otro diagnóstico menos fibromialgia. Puede ser bien difícil que nosotros encontramos un buen doctor.

Las familias y los amigos pueden preocuparse por la adicción cuando alguien que les importa está tomando narcóticos. Tenemos todo escuchado historias de alguien que se "enganchó" en pastillas para el dolor con receta pero con los pacientes con dolor crónico, esto no sucede. La mayoría de los pacientes que me han encontrado con problemas de adicción a narcóticos tenían algún tipo de dolor agudo, y cuando mejoraron les gustó el efecto de los narcóticos, y querían seguir tomandolos. Ya que el dolor se fue, seguían tomandolos para la sensación que obtuvieron y para prevenir los síntomas de abstinencia. Esto es muy diferente de tomarlos para aliviar el dolor. Tu ser querido no va a convertirse de repente en un adicto a las drogas porque necesita narcóticos para funcionar. Si ellos están tomando sus medicamentos según lo prescrito, no te preocupes. Es un asunto del Médico / NP / PA y de la paciente.

Energía y Sueño

Uno de los otros síntomas clásicos de la fibromialgia es fatiga o falta de energía. Incluso después de una noche de dormir bien, una persona con fibromialgia puede sentirse tan cansada que él o ella apenas pueden arrastrarse fuera de la cama. Esta fatiga puede durar todo el día o puede mejorar. Puede empeorar más tarde en el día. En general, me parece que es difícil madrugar, y por lo general no tengo mucha energía en la noche. Así que las tardes son mis momentos mejores. Antes yo era una persona la mañana, saltando alegremente de la cama cada día. Esta era tanta molestia a mi marido quien no era una persona de la mañana, pero ya no tiene que preocuparse; mi alegría matinal excesiva ha sido templada sintiéndome rígida y adolorida y con menos energía.

Una de las mejores descripciones que he leído de cómo es vivir con una enfermedad crónica, que afecta los niveles de energía era escrito por Christine Miserandino, que tiene el sitio www.butyoudontlooksick.com, y quién desarrolló "La Teoría de la Cuchara." Lo recomiendo. Un dia, en un restaurante, ella estaba tratando de explicar a su amiga cómo se sintió tener lupus. Ella recogió un puñado de cucharas, se las entregó a su amiga y le explicó que cada cuchara representaba un parte de energía. Cada cosa que hizo usó energía, así que comenzó con varias cucharas y mientras se levantaba, se duchaba, a vestir, preparando desayuno, etc., cada una de esas actividades se llevó una cuchara. Cada día, una persona con una enfermedad crónica tiene que tomar una decisión con el número limitado de cucharas, o unidades de energía, sobre en qué van a gastarlos. La gente normal tienen opciones ilimitadas en qué pueden dedicar su tiempo, mientras tenemos que pensar en los efectos de todo lo que hacemos, y si tendremos la energía para hacer lo que queremos. Además, ni siquiera sabemos cuántas "cucharas" tenemos por el dia. Podemos hacer algunas cosas y luego quedarnos sin energía.

A menudo pienso en varios planes con respecto a lo que me gustaría hacer, pero tengo que priorizar porque las posibilidades son que no voy a poder hacer de todo. Trato de elegir actividades que son lo más importantes para mí. Yo acepto que a veces las cosas no se van a hacer. Actualmente, incluso con la elección de un número limitado de cosas, a menudo no acabó con todo, ya que todavía quiero pensar que puede funcionar como una persona normal y tengo esperanzas irreales. Pues, si preparo una cena grande, puede ser que no lavo

los platos hasta el día siguiente. Por la tarde, a menudo estoy perdiendo energía. He tenido días en los que no me visto, pero en cambio pongo mi energía en la escritura. Intento de no programar demasiadas cosas el mismo día. Pero a veces, no tengo control del horario y hay varias cosas a las que quiero ir el mismo día. Intento descansar antes de tiempo y empujo a mi misma hacerlas todas.

A veces funciona y otras no. Cosas como las tareas domésticas, que odio hacer de todos modos, pueden salir empujado hacia atrás hasta que tenga que hacerlo o tengo un día de alta energía.

Una de las cosas que nos ayuda es el ritmo. No el camino de ida y vuelta amable, pero tomando descansos frecuentes y no empujarnos excesivamente. Tenemos todo aprendido de las consecuencias de no pasearnos. Si nosotros

nos esforzamos para hacer demasiado, en la mañana siguiente, nos sentimos como hemos sido atropellados por un camión. Esta experiencia de más dolor y menos energía es lo que llamamos un "destello" y tratando de hacer demasiado puede traer uno. Entonces si estoy ayudándote a hacer algo y decido ir a sentarme por cinco o diez minutos a descansar, este es un comportamiento saludable de mi parte. Me estoy cuidando a mi misma, y puedo hacer más en general si toma esos descansos. También significa que no debo intentar a hacer demasiado en un solo día, sino romper tareas o actividades, y difundirlas en varias dias.

Otro de nuestros problemas son las perturbaciones en el sueño. Usualmente, no dormimos bien y cuando tenemos dolor, es peor. Necesitamos camas cómodas, un montón de almohadas, y una

habitación que no sea demasiado caliente o fría (somos sensibles a temperatura). La espuma y las almohadas adicionales pueden ayudar a prevenir

demasiada presión en cualquier área del cuerpo. Tengo un almohadilla de memoria de cuatro pulgadas en la parte superior de mi colchón, y

duermo con tres almohadas. Esto puede ser una preocupación cuando duermo lejos de la casa, porque con camas duras y incómodas podríamos estar despiertos toda la noche.

Nadie está seguro de qué causa las problemas de sueño en personas con fibromialgia. Una teoría es que tenemos químicas anormales del cerebro. Investigaciones usando ondas cerebrales han encontrados que en vez de ciclos de sueño normales, que pasan por cinco niveles de sueño, de sueño ligero a sueño profundo, no obtenemos el sueño profundo donde el cuerpo se restaura y se refresca. Es durante estas etapas de dormir que el cuerpo libera sustancias químicas como el hormona de crecimiento, que ayuda a reparar el tejido. La falta de dormir profundo puede causar problemas cognitivos como fibro-niebla, ya que estas etapas de sueño son necesarias para procesar recuerdos. Podemos tener alteraciones en los niveles de algunos neurotransmisores, que envían mensajes al cerebro, y en hormonas como el cortisol, que afectan nuestra capacidad para dormir y también podría empeorar el dolor. Esto también podría ser un factor en la fatiga o falta de energía que nos afecta.

No aconsejo a nadie que use pastillas para dormir, ya que puede formar en hábito. Yo personalmente tomo un relajante muscular. Este fue el primer medicamento que tomé para fibromialgia, iniciada por el reumatólogo. Funciona en el sistema nervioso central, no en los músculos, y me ayuden a dormir. Todavía estoy en la misma dosis de una tableta

a la hora de dormir. También tomo melatonina y gamma amino ácido butírico (GABA), sustancias naturales que se encuentran en el cerebro, para ayudar a inducir el sueño y calmar el sistema nervioso. Generalmente duermo muy bien usando estos. Esto no es para decir que no tengo fatiga, pero creo que sería mucho peor si no los estaba tomando. He visto cambios mejores en memoria y tengo menos dolor desde que agregué el GABA.

Está relacionado con **gaba**pentin (Neurontin) y pre**gaba**lin (Lyrica), pero sin los efectos secundarios o precio alto para comprar la prescripción. También encuentro que evitando la pantalla de la computadora, y en cambio, leyendo un poco antes de acostar ayuda con dormir. Evitando los estimulantes como la cafeína y el ejercicio por la noche también ayuda con la relajación y el sueño.

Fibro-niebla

Una de las razones que no puedo trabajar en un trabajo regular es fibro-niebla. Esta es una condición donde mi cerebro simplemente no funciona correctamente. La mayoría del tiempo estoy bien, pero en mis momentos de niebla no recuerdo palabras, especialmente nombres de cosas. A veces digo la palabra equivocada. No recuerdo lo que debo hacer un día, o donde pongo las cosas. Entró a una habitación y no sé por qué estoy allí. Regularmente tengo una gran memoria pero tengo momentos en que no podía recordar mi Número de Seguridad Social o información similar. Puedo tener dificultad en concentrarse. No aprendo tan fácilmente como antes porque no puedo recordar lo que aprendí ayer.

Muchos de nosotros no estamos tan cómodos en entornos sociales por nuestros cerebros intermitentemente nebulosos. Si me preguntas

algo y recibes una mirada como un "venado en las luces", es porque estoy luchando para encontrar información que no puedo acceder en ese momento. ¿Ya conoces el juego "Taboo", donde tienes que conseguir que alguien adivine una palabra sin usarlo o ciertas otras palabras? Tienes que describirlo y esperar que la persona pueda adivinar. Pues, a menudo siento que estoy jugando ese juego. Es bueno que mi marido sea bueno en adivinar. Como puedes imaginar, esto no es algo que quiero hacer con extranjeros. No es extraño que me gusta comunicarme por correo electrónico, así que tengo tiempo para pensar en lo que quiero decir. Cuando voy a hacer cualquier discurso público, tengo el discurso escrito, por lo que puedo leerlo si mi mente se queda en blanco.

Probablemente puedas imaginar lo difícil que sería dando atención médica a alguien cuando se reconoce su condición, pero no puede recordar lo que se llama ni el nombre del medicamento utilizado para tratarla. Eso significa que no puede simplemente buscarlo. A veces, al gastar más tiempo con el paciente, vendría a mí, pero yo no podía contar con eso. También podría olvidarme de preguntar una preguntas o hacer alguna parte de un examen. Un lugar donde trabajé, funcionaron con lentitud en la presentación de resultados de laboratorio y radiografías. Así que podría ver al paciente después de cerrar la sesión en ellos, pero antes que los resultados estaban en la tabla. Un día, podría decirle al paciente el número exacto de los resultados de laboratorio anormal y otro día, ni siquiera podía recordar que tenían la prueba.

Entre la fibro-niebla, el dolor, y la falta de energía, finalmente tuve que renunciar. Hasta tratando de reducir el estrés y el trabajando a tiempo parcial no funcionó. Tuve la suerte de conseguir discapacidad en mi primera aplicación sin tener que apelar.

Como autor, no gano mucho dinero, pero puedo trabajar cuando me siento bien, en mi propio horario. No tengo que hacer cualquier cosa en los días en que no tengo energía o no puedo concentrar. Si no recuerdo algo, puedo mirarlo de nuevo o volver a ella más tarde. Me da un poco de estrés, pero nada como tratar de proporcionar atención médica y tener miedo de cometer un error que pueda afectar a un paciente. Tengo frustración al trabajar con programas digitales porque no puedo recordar cómo hice algo la vez pasada. Tengo que resolver las cosas varias veces, y en todo caso me puedo olvidar cómo hacer algo. Todo parece más difícil con fibromialgia pero quiero hacer lo que puedo. Es importante para mí sentir que estoy haciendo algo productivo, incluso con mis limitaciones. Escucho este sentimiento en mis amigos con fibromialgia también. Queremos hacer cosas y ser productivas y sentimos frustradas cuando no podemos. Para mí, escribir me permite usar mi fondo y la educación para ayudar a los demás y eso me hace sentir como estoy contribuyendo a la sociedad.

Duelo y Depresion

Tener fibromialgia se hace perder muchas de las cosa sbuenas de nuestra vida. Algunos de nosotros hemos perdido cónyuges, amigos, trabajos, y la capacidad de hacer cosas que nos trajeron placer, además que salud. Perder estas cosas nos causa estar en un estado de dolor y lleva a sentirse deprimido.

Muchos de nosotros hemos tenido que renunciar a las carreras por culpa a nuestra Fibromialgia. Si crees que tenemos suerte porque "no tenemos que trabajar," quiero que pienses en los últimos veces que tuviste que quedar en casa, fuera del trabajo porque eras enfermo. Si alguien te ofrece la oportunidad de quedar en casa todos los días al 25% de su salario normal, pero que tienes que estar enfermo todo el tiempo, ¿Qué dirías? ¿Suena como un buen intercambio para ti? Seguro que no lo es para mí.

Para muchos de nosotros, la fibromialgia ha significado un descenso a la pobreza y una serie de pérdidas relacionadas con eso. Imagina que pasa cuando pierdes tu trabajo? Desempleo no paga bien, y no puedes encontrar otro trabajo fácilmente debido a sus limitaciones. Es posible que no puedes pagar su hipoteca y pierdes su casa, incluyendo cualquier equidad que podría haber acumulado en los años. No puedes pagar otras facturas, y su calificación crediticia se hundirá. Esto hace que le resulte difícil comprar cualquier otra cosa utilizando el crédito. Obtener la discapacidad del Seguro Social es un proceso lento, y es posible que tenga que apelar varias veces antes de obtenerlo. Incluso si lo obtiene, Medicare no cubra sus gastos de salud hasta dos años después que aprobarte. Cómo perdiste tu aseguranza de salud, junto con su trabajo, y también estás enfermo, estás pagando de su bolsillo por sus gastos médicos. Si tu tenías algún ahorro, los has agotado durante este tiempo.

A muchas personas con discapacidades no les gusta que nadie sepa que lo están consiguiendo, porque cuando no te ves enfermo, la gente piensa que de alguna manera estás estafando el sistema y su vuelven prejuicios contra ti. Déjame decirte, no es fácil obtener una discapacidad y usted no la obtiene si en realidad no están deshabilitados. Solo el 40% de los que lo solicitan son aprobados. Se llama "Seguranza de la Deshabilitado de Seguridad Social" porque eso es lo que es. Es seguranza que usted paga mientras que trabajas para que lo cubra en el caso de que quede discapacitado. Se deduce de su cheque de pago. El otro tipo de seguridad social es para la gente con discapacidad, que son pobres, y tan discapacitados que no son capaz de trabajar. Usted no puede tener ningún ahorro u otras cosas de valor. Ningunos de estos programas van a darte mucho dinero. Son programas que utilizamos porque no podemos trabajar, no porque no queremos trabajar.

Estaba deprimida cuando recibí el aviso que califique para SSDI, porque aunque necesitaba el dinero, era un confirmación de que realmente estaba en una forma bastante mala como para calificar. Tenía muchas ganas de estar sano. Perdiendo tu salud permanentemente es suficiente para hacer que alguien se sienta deprimida.

Incluso aquellos que pueden seguir trabajando, algo que hice por diez años después de que empecé a tener síntomas, suelen ser llorando por algo que han tenido algo que renunciar. Sólo tener que soportar el dolor y la falta de energía es difícil después de trabajar todo el día, hace que probablemente no queda energía para salir o hacer algo que sea divertido. Tuve que contratar alguien para entrar y limpiar la casa porque no pude.

Aunque renunciar a las tareas domésticas no era una pérdida, el hecho fue que no pude hacerlas. Pasé esos diez años tratando de ocultar mis síntomas de los empleadores para que podría seguir trabajando. Había planeado trabajar para otros diez años. La fibromialgia pone fin a muchos planes de el futuro.

No es raro que los esposos y amigos nos abandonen a medida que somos más discapacitados porque ya no podemos ir a divertir con ellos. Cancelamos planes en el último minuto. Salimos, pero luego queremos ir a casa temprano porque estamos cansados. Hasta las actividades divertidas nos pueden cansar. Algunos cónyuges son verbalmente abusivos porque simplemente no nos entienden. Sabemos que puede ser difícil vivir con nosotros, pero hacemos lo mejor que podemos. No paramos de querer relaciones cercanas, pero a veces podemos necesitar un poco de tiempo solo para descansar. Vamos a tener días cuando colapsamos con una bengala. Perder a la gente que nos importa es muy doloroso, y un tipo de dolor que podemos pasar que nos pone más sensibles a rechazo. Mi esperanza es que este libro pueda prevenir eso.

Incluso los familiares y amigos que nos acompañan pueden tener momentos en que se enojan con nosotros porque tienen expectativas irrealistas. Pueden esperar que actuemos como lo normal o ser como antes. Puede ser que no quieren escuchar cómo nos sentimos realmente o sobre las problemas que estamos teniendo. A veces pueden querer tratar de "arreglar lo que está mal con nosotros." No pueden, dejándolos sintiendo frustrados. Nos deja sintiéndonos frustrados también.

A veces el dolor y la depresión nos hacen evitar a otros y aislarnos. A menudo no queremos invitarles a nuestras casas porque no podemos mantenerlas limpias y arregladas como queremos que sean. Podemos sentirnos culpables que no podemos hacer lo que pensamos que deberíamos estar haciendo. Eso puede ser un verdadero esfuerzo para pedir de otros, incluso aquellos a quienes amamos y nos preocupamos. Si no escuchas de nosotros, por favor contáctenos para ver cómo nos va.

Otras Síntomas y Condiciones Asociadas

Hemos hablado de dolor y presión pero probablemente tenemos rigidez también, especialmente por la mañana y después de sentarse quieto. Podemos tener entumecimiento y hormigueo. Tenemos una tolerancia reducida al ejercicio y dolor muscular con ejercicio. Podemos tener contracciones musculares. Algunos de nosotros tenemos dolor miofascial, donde tenemos bandas apretadas de músculo y tejidos conectivos. Esto es es diferente al dolor de la fibromialgia y se trata diferente. Muchos de nosotros también tenemos artritis por lo que nuestras articulaciones pueden doler además de nuestros músculos.

Los dolores de cabeza, especialmente las migrañas, son comunes en aquellos con fibromialgia. Podemos ser sensibles a los olores, luces brillantes, ruidos, medicamentos, ciertos alimentos, y temperatura (especialmente frío). Los cambios en el clima pueden afectarnos. Algunos de nosotros tenemos zumbido en nuestros oídos o dolor en el Articulacion Temporo-Mandibular (ATM). Nuestra coordinación puede ser discapacitado, y casi la mitad de nosotros tenemos problemas con equilibrar. Parece que somos más propensos a las alergias también.

Además del sueño ligero donde nos despertamos fácilmente, somos más propensos a tener el síndrome de piernas inquietas o la molienda de nuestros dientes. Podemos tener Insomnia, donde tenemos dificultad para quedar dormido, incluso cuando estamos cansados o tenemos la sensación de caer cuando comenzamos a desvanecer, que nos despierta. Algunos de nosotros también tenemos la apnea del sueño.

Muchos de nosotros tenemos el síndrome del intestino irritable con calambres abdominales, distensión abdominal, y diarrea y/o estreñimiento. También podemos tener vejiga irritable en que necesitamos orinar con más frecuencia.

Sospecho que muchos de estos son resultado de nervios hiperactivos, igual que el dolor es el resultado de los nervios estando sensibles a los estímulos dolorosos. Somos más propensos a Ansiedad por la misma razón. Yo no seria sorprendida si eventualmente el tratamiento de la fibromialgia se convierte en algo que los neurólogos manejan en vez de reumatólogos.

No es raro que las personas con fibromialgia ganen peso. Eso es resultado de no poder hacer tanto. Es difícil hacer ejercicio cuando se siente dolor y el ejercicio puede empeorarlo. También podemos comer cosas que son fáciles de arreglar, porque no tenemos la energía para cocinar. Como resultado de una alimentación mal, menos ejercicio, y aumento de peso, podemos desarrollar Diabetes Tipo 2.

Estoy seguro que ya te has dado cuenta de que esto es no es una condición fácil con que vivir. A pesar de todos nuestros problemas de salud, tratamos de hacer lo mejor y hacer lo que podemos. En las secciones que siguen, te llevaré por un día típico para ayudarte a tener una mejor idea de lo que es la vida con fibromialgia, y luego tratar de darte maneras en que puede ayudarnos (y cosas que no son útiles).

Un día en la vida

Trato de asegurarme de dormir ocho horas por la noche. Así que si tengo que levantarme temprano para ir a algún lugar, me voy a la cama temprano. Cada vez que me levanto, generalmente me tomo mi tiempo y estiro antes de levantarme de la cama porque normalmente estoy tieso y adolorido.

Después de un viaje al baño, mi primera prioridad es poner un poco de café y hacer algo de ejercicio. Esto me ayuda a sentir más despierto y alerta y me da algo de energía para ponerme en marcha. Por lo general, no tengo ganas de hacer ejercicio y tengo que esforzarme para hacerlo porque sé que, a la larga, me sentiré mejor. Si tengo que salir, limpio a mi mismo, preparo para ir, y tomo desayuno si hay tiempo. De lo contrario, agarro un trozo de queso para llevar junto con más café.

Si no tengo que ir a ningún lado, tendré un momento de tranquilidad para meditar y escribir en mi diario. Normalmente espero a desayunar para que tenga la energía para cocinar, y luego hago algo tranquilo, como leer correos electrónicos, hasta que tengo ganas de limpiarme y vestirme. Si es un día en que tengo muy poca energía, es posible que no visto y guardo la energía para trabajar en mi escritura. Si estoy quemando y/o teniendo dificultades para concentrarme en mi escrito, puedo leer un libro (ficción ligera, algo que no pide mucho foco). Leo muchos libros.

Las comidas son una gran parte donde uso mi energía porque es importante para mí, comer alimentos saludables. Esto significa que yo no quiero comer alimentos procesados y por eso tengo que hacer el esfuerzo de preparar comidas y limpiar después. Yo también tengo que comprar al menos una vez a la semana mis comestibles. Yo hago un esfuerzo para arreglar alimentos hechos desde cero, pero a veces no tengo ganas de arreglar lo que planeé y hago algo más fácil. Compro algunas verduras ya cortadas, aunque cuesta más, pero es más fácil. La mayoría de nuestras comidas son bastante simples. Es demasiado trabajo hacer cosas como hornear o hacer recetas complicadas. A menudo uso platos de papel para no tener que lavar platos, y trato de usar lo menos sartenes posible, y en todo caso, lo dejamos remojando en vez de lavarlos inmediatamente. Apenas acabó de cocinar la comida, estoy listo para descansar.

Lo que tenemos no es el tipo de cansancio de esfuerzo físico, sino es más una fatiga general que es difícil de explicar. Es tanto mental como física. Realmente me empujó a hacer cosas simples como hacer llamadas telefónicas. Todo es un esfuerzo. Entre olvidando de hacer cosas y teniendo que esforzarme para hacer cualquier cosa. Tengo muchos días en los que no hago mucho. Mi mente tiene todo tipo de ideas grandes sobre lo que quiero hacer, pero simplemente no puedo hacerlos. No es como Depresión porque soy una persona bastante positiva y optimista. No me siento triste Solo me siento agotado y adolorido crónicamente.

Me gusta tocar dulcimer y guitarra con dos grupos los fines de semana. Cada semana digo a mi misma que voy a practicar entre sesiones. Esto es algo que disfruto pero casi no lo hago. Solo consiguiendo el dulcimer o la guitarra y la música es un esfuerzo, y también olvidó que esto es algo que quiero hacer sino lo pongo en el calendario. En este calendario escribo cosas para no olvidar, y a veces olvido. Me siento desorganizado. Este semana, no fui a mi grupo que reúne los Domingos, y decidí de recoger bayas en su lugar. Tampoco sentí ganas de salir El Miércoles, y no fui a ningunas de las actividades donde podría haber ido.

Una cosa que hago todos los días es "chatear" con mis amigos en mi grupo de apoyo en línea, porque ellos entienden. Ellos son mis amigos más cercanos. Este es un lugar donde puedo compartir mis alegrías y mis frustraciones. Yo tambien gasto mucho tiempo con actividades en línea como aprendiendo cosas a través de webinars, viendo lo que mi familia y amigos están haciendo en Facebook, además de investigar, escribir y buscar formas de promover mis libros.

Pasé varias horas en la lavandería esta semana haciendo la lavandería, y otro día hice las compras y corrí algunos otros recados. Solo dejé mi casa en tres de las siete días. En una semana típica, voy a la calle cuatro días a la semana, como tres o cuatro horas cada vez. Algunos días necesito salir para hacer unos trabajos voluntarios. Estos son generalmente programados por lo que casi siempre me obligo a hacer estas cosas. Es más probable que canceló las cosas que son opcionales. Esto es especialmente cierto para las cosas que ocurren más tarde en el día porque en esas horas no me queda mucha energía. Cuando no tengo un compromiso firme de estar en algún lugar, es fácil de ceder a la fatiga.

Cómo puedes apoyarnos

Una de las cosas más importantes que puedes hacer es creer en nosotros. Realmente tenemos una condición real que causa dolor real, falta de energía, y un montón de otros síntomas. Es un insulto decirnos que es "todo en nuestras cabezas" como estamos imaginando. Créeme, hemos escuchado esto a menudo también, y realmente no queremos volver a escucharlo. No es psicológico. Es posible que tengamos algunas problemas de salud mental además de la fibromialgia, solo como cualquier otra persona podría tener, pero la fibromialgia no viene resultado de la enfermedad mental. Si parece que estamos teniendo problemas, apóyanos en conseguir ayuda. No trates de diagnosticarse o decirnos qué hacer. Deja esto a los profesionales apropiados. Reconoce que estamos sufriendo y pregunta qué puedes hacer para ayudarnos.

Continua incluyéndose en las actividades sociales. Sí, podríamos cancelar, pero realmente queremos pasar tiempo con las personas que nos interesan y apreciamos invitaciones incluso si no podemos ir. Nos gusta divertirnos tanto como cualquiera, y me encanta salir y hacer cosas. Queremos hacer todo lo que podemos, especialmente las cosas agradables como estar con nuestra familia y amigos. Anímalos a divertirnos, aunque reconozca que no podemos hacer tanto como en el pasado. No te enojes si no podemos ir, o si vamos pero luego pedimos salida de una actividad temprano. No estamos haciendo esto para molestarte; lo estamos haciendo para cuidar a nosotros mismos.

Permítanos decidir cuánto somos capaces de hacer y no nos digas que empujemos el dolor y sigamos adelante. Tenemos que escuchar a nuestros cuerpos porque somos nosotros los que sufriremos las consecuencias si hacemos demasiado. Sabemos lo que es presionando demasiado y sabemos lo que pasa cuando hacemos esto. A veces vale la pena pero es mejor si podemos evitar tirarnos a una bengala. Un día de empujar demasiado fuerte tiene la potencia de resultar en una semana de bengala larga. Si decimos que necesitamos descansar, apoyamos nuestra necesidad de hacer eso. Reconoce que nuestro dolor es real, incluso si no entiendes. No trates de comparar lo que te duele con la nuestra. Qué puedes hacer mientras tienes tu dolor y lo que puedo hacer mientras tengo mi dolor es como comparando manzanas y naranjas. Todos somos diferentes. No es una competición. El dolor es una experiencia subjetiva que puede verse afectado por muchos factores. Incluso si no puedes ver un razón de nuestro dolor, todavía lo sentimos. Hemos aprendido a esconderlo y convivir con él, pero todavía nos afecta.

Aceptarnos como somos. Cuando alguien que te importa tiene algo mal, es natural querer arreglarlo. No puedes arreglarnos, pero puedes escucharnos, y tratar de entendernos. Si quieres contarnos sobre la droga maravillosa que "La tía Dorothy está tomando", está bien, pero no esperes que lo hagamos emocionarse demasiado. Nos ha decepcionado bastante drogas milagrosas en el pasado. Si nos cuentas de alguien quien ha sido curado de la fibromialgia, espera que estemos escéptico. En este momento, no hay cura. Quien diga que "están curadas", no tuvieron fibromialgia en el primer lugar. Acaban de tener algo con algunas síntomas similares, o están diciendo esto para tratar de vender su producto. Nosotros y nuestros amigos que tenemos este condición mantenemos un ojo en la investigación en caso de que haya un descubrimiento sorprendente, pero no estamos sosteniendo nuestra respiración. La última teoría que he leído indica que podría ser inducido por virus pero esperaré la investigación para ser completado y replicado antes de creerlo. Nos gusta escuchar sobre cosas que puede ayudarnos a sentir mejor, especialmente si las personas que conocemos los han probado y sintieron resultados buenos.

Sé realista en tus expectativas. No somos lo mismo que éramos antes de tener esta condición. No solo tenemos las síntomas para tratar, pero hay que lidiar con fallos como luchar por mantener nuestros trabajos o tratando de hacer frente después de perder nuestros trabajos. No necesitamos la presión de tratar de ser alguien que ya no podemos ser. Hacemos lo mejor que podemos, así que por favor acepte eso y no enojes con nosotros. Reconozca que podemos necesitar algún tiempo tranquilo y solo de vez en cuando, pero que todavía queremos que seas parte de nuestras vidas.

Anímanos. A menudo estamos pasando por tiempos difíciles y ayuda tener a nuestra familia y amigos allí para apoyarnos. Si ves que estamos luchando y tu estás capaz de ayudar, por favor hazlo. A lo mejor no sepamos cómo pedir ayuda. A veces, simplemente estar ahí para nosotros puede significar mucho.

Tráenos alegría. Cuéntanos chistes, llévanos a ver películas graciosas, haz que reimos, y haz cosas con nosotros que disfrutemos. Eso nos ayudará a sacar nuestra mente del dolor y las cosas que no podemos hacer. Anímalos con nuestros sueños de lo que podemos hacer. Ayúdanos a ver los aspectos positivos y posibilidades en la vida. Danos cosas para esperar. Tener una actitud positiva ayuda con el dolor por lo que cualquier cosa lo que puedes hacer para mantener esto es algo bueno. Realmente necesitamos tener personas positivas a nuestro alrededor para que podemos permanecer positivos. Ayúdanos a ver cosas por las que podemos estar agradecidos. Buscando las cosas en tu propia vida que te trajeron Gracia y compartiendolos.

Anímenos a unirnos a un grupo de apoyo, ya sea localmente o en línea. Por mucho que amamos a nuestras familias y amigos, necesitamos estar conectados con otros que están pasando por las mismos problemas que nosotros. Miembros de grupos de apoyo también son una gran fuente de información, ya que las personas que han tenido fibromialgia durante mucho tiempo, probablemente entienden mejor que tu doctor promedio. Ellos, sin duda, saben más acerca de lo que es la vida diaria con fibromialgia, y pueden sugerir cosas que ayudan.

Sé abierto y dispuesto a aprender. Leyendo este libro es un primer paso excelente. La persona que te importa puede contar más sobre lo que está pasando si estás dispuesto a escuchar. Cada uno de nosotros es diferente, y puede tener algunas síntomas diferentes. Esto es importante. También vamos a ser afectados de maneras diferentes cada dia. Lo que fue fácil ayer, podría ser duro hoy, y también el opuesto. A pesar que esta enfermedad no se supone que sea progresiva (según la literatura médica), frecuentemente ponemos con el tiempo. De hecho, todos los que conozco que lo tienen han visto esto pasar, a pesar de nuestros esfuerzos para mantener nuestra salud. Una parte de esto es la edad y desarrollando otras condiciones, pero también estamos viendo la fibromialgia empeorando. Estamos constantemente teniendo que adaptarnos a esto y tendrás que hacerlo también. No te rindas con nosotros. Continua a amarnos y apoyarnos. Comparte lo que has aprendido aquí y defiéndenos.

Espero que este libro te haya ayudado a entender más acerca de lo que sufre la gente con fibromialgia. Si te ha dado un idea de este síndrome y qué puede hacer para ayudarnos, deja un revisión positiva en Amazon (en la parte inferior de la página de ventas).

Si tienes mas preguntas, puedes contactarme a través de mi página de Facebook:

http://www.facebook.com/JanetLBlackpeacefulhea
rtpress

o por mi página:

http://www.janetlblack.com

En nombre de todos aquellos que sufren de fibromialgia, gracias por preocuparse por nosotros.